¡Viva la Comida Viva!

¡Viva la Comida Viva!

TASHIRAT STAFF

Titulo: ¡Viva la Comida Viva!

Los procedimientos médicos y de salud en este libro se basan en la investigación, entrenamiento y experiencia personal de la autora. Dado que cada uno de nosotros y cada situación son únicos, se le pide al lector que consulte con un profesional de la salud cuando tenga dudas, antes de aplicar ningún procedimiento y, de preferencia, que trabaje bajo su supervisión.

Fotos de Portada y Contraportada por Melissa Rodgers

Nota al Lector

Este libro está lleno de conocimiento que asume la conciencia cósmica del lector. Es importante mencionar, que sólo se puede entender si los siguientes libros de Artimia Arian se leen en el orden indicado :

Redespertar Cósmico

Nutrición Vibracional

Un Entendimiento Cósmico de la Enfermedad y la Curación

Enseñanzas Espirituales Eternas

Citas Inspiracionales para la Nueva Era

Enseñanzas Esenciales para la Nueva Era

Visión Espiritual para la Nueva Era

Para información adicional por favor lea también :

A La Vida!

Guía de Recetas por Chakra

El Manual de Recetas Tashirat

Para simplificar la escritura de este libro, utilicé el genero masculino refiriéndome al lector y no intercale masculino y femenino como hice en algunos de mis otros libros.   No hay ninguna preferencia de genero, es un libro tanto para hombres como mujeres.

En la Verdad, el Amor y la Vida ,

Artimia Arian

Debido a que en México es difícil encontrar libros sobre alimentos crudos, la autora se vio en la necesidad de publicar este libro práctico de recetas, de acuerdo al paladar mexicano.

Aquí encontrará una gran variedad de alimentos ricos y muy nutritivos, como salsas, aderezos, mayonesas, ensaladas, sopas, platillos mexicanos, cereales, galletas, dulces, pasteles, helados, bebidas de leche y jugos.

Deseo que al llegar este libro a tus manos, disfrutes de la delicia de estos alimentos que te ayudarán a mantener un cuerpo sano, flexible y juvenil.

Índice

Introducción

¿Por qué comida viva?
¡Si quieres vida debes comer vida!

La comida cruda (la cual ahora le denominaremos comida viva) contiene enzimas que son la fuerza vital de los alimentos vivos, las enzimas regulan los procesos vitales y están presentes cuando hay vida, y ausentes donde no la hay. Las enzimas son sensibles al calor. Así tenemos que la comida cocinada no contiene enzimas, por lo tanto no contiene vida.

Las células cancerosas proliferan debido a la ingestión de alimentos cocinados y desaparecen con los alimentos crudos. La comida cocinada se mueve por el aparato digestivo mas lentamente que la comida cruda, y tiende a fermentarse produciendo toxinas que regresan al cuerpo ocasionando gases, agruras, dolores de cabeza, problemas con la vista y muchas enfermedades serias. La comida cocinada deja un residuo limoso que se acumula y se descompone en las paredes del intestino grueso, lo que resulta: en un cólon lento y deformado, en estreñimiento, colitis, diverticulosis y toda una serie de enfermedades. Sólo la comida rica en fibra puede ejercitar adecuadamente al intestino y actuar como una escoba atrayendo pequeñas partículas acumuladas en los pliegues y dobleces del colón.

Consejos prácticos en la cocina

¿Cómo desinfectar las frutas y vegetales?

Todas las frutas, verduras y hierbas deben desinfectarse. Existen tres métodos para desinfectar de forma natural:

Por cada litro de agua que se prepare se agrega el jugo de 2 limones agrios y una cucharadita de sal de mar. Lava las verduras debajo del chorro de agua de la llave y sumérgelas completamente en el agua de limón y sal durante 15 minutos. Cuidando de que no permanezcan más de este tiempo pues además de que absorben la sal y las verduras de hojas se marchitan, también se pueden destruir vitaminas y minerales.

Pon un manojo de pasto de trigo sujeto con un hilo en el agua donde vas a desinfectar tus verduras. Lava las verduras con agua de la llave y sumérgelas en el agua con el pasto de trigo, dejándolas ahí por un tiempo de 15 minutos.

Por cada litro de agua agrega 10 gotas de Nutribiotic® (líquido concentrado que contiene extracto de la pulpa y semilla de toronja). Lava las frutas y verduras y sumérgelas durante 15 minutos, y en el caso de vegetales de hojas blandas y tiernas solamente se dejan ahí durante 7 minutos, pues si se quedan más tiempo se amargan.

¿Cómo deshidratar frutas, verduras y hierbas?

Si va a deshidratar frutas y verduras, córtelas en rebanadas delgadas y colóquelas sobre una charola, póngalas al sol para que sequen, cubriéndolas con una tela para mosquitero, o bien, utilice una máquina deshidratadora.

Si quiere deshidratar hierbas, cuélguelas en manojos en un área ventilada donde no haya humedad.

Recuerde que puede preparar polvos de verduras y hierbas para condimentar y enriquecer sus alimentos.

¿Cómo preparar las verduras sin destruir sus enzimas?

Si se desea ablandarlas, se pone a hervir el agua para purificarla, después se deja enfriar un poco y se agrega sal de mar o el substituto que prefiera, a continuación se sumergen las verduras (picadas, rebanadas o deshebra-das dependiendo de la verdura y la presentación que prefiera) cuidando de que el agua no este ni tan caliente ni tibia y que ésta cubra totalmente a las verduras. Tape y deje reposar de 15 a 20 minutos para que ablanden.

Substitutos alimenticios saludables

¿Por qué los substitutos?

Si aún estas acostumbrado a comer grandes cantidades de sal en tus alimentos, es mejor tomarla en forma de tamari o miso, productos fermentados de soya, que contienen un 20% de sal se mar y muchas enzimas. Son preferibles los substitutos vegetales como el polvo de algas.

Ningún condimento debe usarse en exceso, pues la condimentación excesiva con el tiempo puede causar problemas digestivos y de riñones.

Algas: Estas son excelente substituto de la sal y se pueden utilizar diariamente. Contienen yodo y otros minerales.

Sal de mar natural: disminuye gradualmente la canti-dad mientras que el paladar se refina.

Bragg®: Aminoácidos concentrados de soya.

Salsa de soya: Salsa de soya natural o Tamari.

Miel de abeja: es un substituto del azúcar refinado, pero no se debe tomar con mucha frecuencia. Es recomenda-ble ingerir solamente una cucharada sopera al día, siendo mejor consumir frutas debido a que contienen azúcares naturales (fructosa).

Algarrobo: es un substituto del chocolate que no tiene efectos tóxicos por no contener azúcar, y en cambio es muy nutritivo.

El aceite: El aceite de oliva prensado en frío y sin refi-nar es un substituto de todos los aceites y mantequillas. Si el aceite ha sido prensado en frío aún contiene la clo-rofila. Además es un alimento balanceado, pero también muy concentrado, debiendo usarse con moderación, y poco a poco eliminarse de la dieta. Siendo preferible la ingestión de aceites naturales contenidos en semillas y vegetales.

El chile piquín (cayenne) y el chile verde: substituyen a la pimienta blanca o negra. El chile es un estimulante que puede ayudar a la circulación, digestión y elimina-ción si se come moderadamente, ya que en grandes cantidades es irritante y tiene efectos dañinos.

Condimentos

Los condimentos son necesarios para dar sabor a la comida, y debe usarse con moderación, especialmente al inicio de una dieta saludable.

Algunos condimentos buenos son:

Las algas marinas: alga kelp, alga dulce.
Jugo de limón.

Polvos caseros de hierbas y verduras deshidratadas.

Ajo.	Jengibre.	Canela.
Comino.	Hierbas de olor.	Cebolla.
Clavo.	Hojas de laurel.	
Cardamomo.	Orégano.	Cilantro.
Tomillo.		Perejil.
Mejorana.		Apio

Germinados

La importancia de los germinados en nuestra dieta.

Los germinados tienen grandes cantidades de enzimas, las cuales estimulan la actividad de las enzimas de nuestro cuerpo, regenerando así el torrente sanguíneo. Son un alimento predigerido que proporciona energía rápidamente. En el proceso de germinación los carbohidratos se convierten en azúcares y las proteínas en aminoácidos. Los germinados de cereales y leguminosas contienen los ocho aminoácidos esenciales y proporcionan una proteína completa y más diluída debido a su alto nivel de humedad. Este descenso de concentración de la proteína es de gran beneficio, ya que ésta es uno de los nutrientes más difíciles de digerir. Para una investigación más profunda sobre el tema refiérase a el libro de V. Kulvinskas "Sprout for the Love of Every Body", pp 34-37. Los germinados son una proteína completa que se ha descompuesto en aminoácidos, ahorrándole ese trabajo al cuerpo y disminuyendo el ácido úrico que se produce en el proceso del metabolismo de la digestión de la proteína. Así tenemos que cuando se consume un exceso de proteína se eleva el nivel del ácido úrico en el cuerpo, y produce la mayoría de las enfermedades como: gastritis, colitis, bronquitis, artritis, reumatismo, hemorroides, infecciones de los ojos y oídos, erupciones de la piel, inflamaciones de los riñones, pulmones y garganta, sólo por citar algunas.

Los nutrientes de los cereales, semillas y leguminosas, se multiplican al germinarse. Las vitaminas C,B y E se incrementan en un 10 a un 20% cuando se germinan

El cultivo de germinados

Granos y Semillas

Germinado de alfalfa (una taza)

Enjuague las semillas en un colador y póngalas a remojar durante toda la noche en un recipiente, cuidando que el agua las cubra totalmente. Al día siguiente vacíe el agua,   * enjuáguelas, escúrralas y tápelas con una franela obscura y húmeda (la franela siempre debe estar húmeda), colóquelas en un lugar templado de su cocina. Cuando le hayan crecido dos hojas al germen, colóquelas donde haya luz o sol sin la franela para que se pongan verdes.

Los granos son más duros y es necesario dejarlos más tiempo en remojo, enjuagando y cambiando el agua diariamente. Al tercer día se escurren y se enjuagan, tapándolos con el trapo húmedo, repitiendo el proceso anterior. En este caso cuando empiecen a salirles la raíz, ya se pueden comer.

Como germinar granos y semillas

Tiempo de remojo en general:

Semillas pequeñas como alfalfa, ajonjolí y rábano: 5 horas

Semillas medianas como girasol, calabaza y fenogreco: 10 horas

Semillas más duras como trigo, garbanzo y lentejas: 15 horas

El vidrio y el plástico son recipientes apropiados para germinar.

El proceso de germinación:

Lava las semillas y cúbrelas con agua por lo menos el doble del volumen de éstas, después tápalas con un trapo húmedo.

Si estas usando un recipiente común, un plato, bandeja o charola sin agujeros en el fondo, enjuágalas y escúrrelas en colador grande una vez que se hayan remojado. Escurre bien toda el agua, sacudiendo el colador para eliminar el exceso de agua y devuelve las semillas al recipiente. Cúbrelas con un trapo húmedo. En un clima caliente el trapo puede descansar directamente sobre las semillas. Esta operación se repite por la mañana y por la noche cuidando de que no se sequen las semillas. **Simplemente** recuerda llenar el recipiente de agua otra vez, escúrrela y humedece el trapo exprimiéndolo y tapando con él las semillas.

Durante los primeros días las semillas deben estar en un lugar cálido y obscuro (simulando las condiciones que tendrían si se hubiesen sembrado en la tierra). Cuando emergen las hojas se quita el trapo y las semillas se exponen a la luz, afuera o en una ventana, para permitir la elaboración de la clorofila. Continúa regándolas dos o tres veces al día y escurriéndolas en un colador.

Las cáscaras se quitan poniendo los germinados en agua: o flotan en la superficie o se hunden en el agua.

Los germinados de alfalfa y frijol mung están listos en siete días; las lentejas y el trigo en dos o tres días; el rábano, chícharo y fenogreco entre tres y cinco días. Como regla cuando las dos hojas están completamente verdes el

germinado está en su mejor punto nutricionalmente y listo
para comer. Si se deja que continúen creciendo, pierden su
valor nutricional. Los cereales están listos cuando la raíz es
de la misma longitud que la semilla.

Los germinados se conservan bien en refrigeración si se
colocan en bolsas o botes de plástico, ya que en este caso la
temperatura baja detiene el proceso de crecimiento. Como
se trata de comida viva, lo mejor es germinar cantidades
pequeñas y comerlos frescos.

Estas son las semillas y granos que más se utilizan, pero
todos se pueden germinar:

Semillas:	Tiempo de remojo:	Usos recomendados:
Ajonjolí	Toda la noche	Quesos, galletas, salsas, aderezos.
Avena	Toda la noche	Pan, cereal, galletas.
Frijoles	Toda la noche	Pan de verduras, ensaladas.
Garbanzo	Toda la noche	Sopas, marinados, ensaladas, mayonesas.
Girasol	Toda la noche	Pastel de verduras, ensaladas, lechadas.
Lentejas	Toda la noche	Ensaladas, sopas.
Soya	Toda la noche	Quesos, tofu, ensaladas.

Trigo   Toda la noche   Pan, cereales,
                                      galletas, lechadas.

Aderezos, Mayonesas y Salsas

Todas las semillas se deben de germinar de preferencia, y las que no germinen, como en el caso de la nuez, avellanas, nuez de la India, se deben poner a remojar en agua un mínimo de doce horas.

Al preparar sus aderezos, si no consigue Bragg® o salsa de soya, puede utilizar sal natural de mar, la cual no tiene adiciones químicas de yodo y flúor ni antihumectantes y su color es opaco, a diferencia de la yodada que es muy transparente.

Mayonesa de Semillas de Girasol

	Taza de semillas de girasol germinadas
¼	Taza de aceite de oliva o de maíz (La Gloria)
	Limones (jugo)
	Cucharada de vinagre de manzana (natural)
	Cucharadita de miel de abeja (al gusto)
½	Cucharadita de páprika
	Cucharadita de mostaza Maille®
	Chorrito de bragg o salsa de soya (al gusto)
	Diente de ajo
	Agua al gusto

Forma de preparar:
Se licúa todo a baja velocidad hasta que se incorporen todos los ingredientes.

Mayonesa de nuez de la India

	Taza de nuez de la india (sin sal) remojada
	Taza de agua
¼	Taza de aceite de oliva
	Limones (jugo)
1	Cucharadita de mostaza Maille®
	Cucharadita de miel de abeja (al gusto)
½	Cucharadita de páprika
1	Chorrito de Bragg® o salsa de soya (al gusto)
	Diente de ajo

Forma de preparar:
Se licúan todos los ingredientes a baja velocidad hasta que se incorporen bien.

Mayonesa de Almendras

	Taza de almendras remojadas
¼	Taza de aceite de oliva (o de maíz)
	Limones (jugo)
	Cucharada de vinagre de manzana orgánico
½	Cucharadita de miel de abeja
½	Cucharadita de páprika
½	Cucharadita de mostaza Maille®
	Chorrito de bragg o salsa de soya (al gusto)
	Diente de ajo

Forma de preparar:

Se remojan las almendras toda la noche o solo por unas horas en agua caliente, se les quita la cáscara y se licúan con todos los ingredientes a baja velocidad hasta que queden bien incorporados.

Aderezo a la italiana

Taza de aceite de oliva
Chorrito de vinagre de piña o de manzana orgánico
Cucharadita de hierbas italianas
Chorrito de Bragg® o salsa de soya (al gusto)
Cucharadita de mostaza Maille®

Forma de preparar:
Se mezcla todo muy bien y se deja reposar para incorporar los sabores.

Aderezo de Hierbabuena

¼   De taza de aceite de oliva
1   Taza de hierbabuena (lavada y desinfectada)
1   Taza de semillas de girasol germinadas
      Diente de ajo (opcional)
      Chorrito de limón o de vinagre de piña o manzana orgánico
      Pizca de cebolla
      Chorrito de bragg o salsa de soya (al gusto)
      Agua al gusto

Forma de preparar:
Licúe todo muy bien.

Aderezo de albahaca

¼ De taza de aceite de oliva
2 Tazas de albahaca (lavada y desinfectada)
   Diente de ajo
   Pimiento morrón rojo
½ Chile ancho (opcional)
1 Taza de nuez de la india (sin sal) remojada
   Chorrito de Bragg® o salsa de soya (al gusto)
   Agua al gusto

Forma de preparar:
Remoje el chile en agua caliente, licúelo con los demás ingredientes.

Aderezo de girasol

   Taza de semillas de girasol germinadas
¼ De taza de aceite de oliva
   Cucharada de vinagre orgánico
   Limones (jugo)
½ Cucharadita de miel de abeja
½ Cucharadita de páprika
½ Cucharadita de mostaza Maille® (opcional)

Chorrito de Bragg® o salsa de soya (al gusto)
Agua al gusto

Forma de preparar:
Licúe perfectamente bien todos los ingredientes.

Aderezo mil islas

½	Taza de jugo de limón o de vinagre de piña orgánico
¼	De taza de aceite de oliva (o de maíz La Gloria®)
½	Taza de semillas de girasol germinadas
	Chorrito de Bragg® o salsa de soya (al gusto)
	Pimiento morrón rojo
	Ajo chico (opcional)
	Pizca de cebolla
	Pizca de apio

Forma de preparar:
Licúe las semillas con el limón y poco a poco agregue el
aceite y los demás ingredientes, si lo quiere menos
consistente añada más aceite.

Aderezo de aguacate

Aguacates grandes
Ramito de cilantro (lavado y desinfectado)
Chile verde sin semillas (opcional)
Cucharadas soperas de jugo de limón

Chorrito de bragg o salsa de soya (al gusto)
Chorrito de aceite de oliva (o de maíz)

Forma de preparar:
Licúe todos los ingredientes, si lo quiere menos consistente
agréguele agua purificada.

Aderezo de cebollín

Taza de aceite de oliva
Taza de albahaca picada (lavada y desinfectada)
Taza de cebollín o rabos de cebollita cambray
picados finamente (lavados y desinfectados)
Diente de ajo chico
Limones (jugo)
Chorrito de bragg o salsa de soya (al gusto)

Forma de preparar:
Licúe todos los ingredientes, menos el cebollín, el cual lo
agregará una vez que esté listo el aderezo.

Aderezo de orégano

Taza de aceite de oliva
Limones (jugo)
Cucharadita de orégano
Chorrito de Bragg® o salsa de soya

Forma de preparar:
Se mezclan todos los ingredientes muy bien.

Aderezo de piñón

¼   De taza de aceite de oliva
½   Taza de piñones
      Tazas de albahaca (lavada y desinfectada)
      Diente de ajo (opcional)
      Pimientos morrones rojos
½   Chile ancho desvenado y remojado
½   Cucharadita de mostaza Maille® (opcional)
      Chorrito de Bragg® o salsa de soya (al gusto)

Forma de preparar:
Remoje el chile en agua fría o caliente, licúe con todos los ingredientes.

Aderezo de ajonjolí

¼   De taza de aceite de oliva
½   Chile ancho remojado
      Diente de ajo chico
      Pimiento morrón rojo
¼   De taza de pasta de tahini
      Chorrito de bragg o salsa de soya (al gusto)

Agua al gusto

Forma de preparar:
Licúe todos los ingredientes.

Aderezo de avellana

½ Taza de avellanas remojadas y peladas
¼ De taza de aceite de oliva
   Taza de albahaca picada finamente
   Diente de ajo chico
   Pimiento morrón rojo
½ Chile ancho remojado (opcional)
   Chorrito de vinagre orgánico de manzana o piña o jugo de limón
   Chorrito de Bragg® o salsa de soya o sal de mar (al gusto)
   Agua al gusto

Forma de preparar:
Licúe todos los ingredientes sin la albahaca y agregue ésta al final.

Aderezo de almendra

¼ De taza de aceite de oliva
   Almendras remojadas y peladas
   Taza de albahaca picada finamente

Diente de ajo chico
Pimiento morrón rojo
Chorrito de Bragg® o salsa de soya (al gusto)
Agua al gusto

Forma de preparar:
Licúe todos los ingredientes y al final agregue la albahaca.

Aderezo de miso

¾	De taza de aceite de oliva
	Cucharadas de miso de arroz o de cebada (al gusto)
	Cucharadita de miel de abeja
¼	De cebolla chica
	Limones (jugo) o al gusto
	Agua al gusto

Forma de preparar:
Licúe todo muy bien.

Salsa de chile morita

	Chiles morita
	Diente de ajo chico
¼	Parte de cebolla chica
	Clavo
	Pizca de comino

Pizca de orégano
Sal de mar, Bragg® o salsa de soya (al gusto)
Agua al gusto

Forma de preparar:
Remoje los chiles sin semillas en agua caliente para que se
ablanden, licúelos con los demás ingredientes.

Salsa de chile catarino

Chiles catarinos
Diente de ajo chico
¼   Parte de cebolla chica
Clavo
Pizca de orégano
Pizca de comino
Sal de mar, Bragg® o salsa de soya (al gusto)
Agua al gusto

Forma de preparar:
Remoje los chiles sin semillas en agua caliente, licúe todos
los ingredientes.

Salsa de chile guajillo

Chiles guajillos remojados
Diente de ajo
Cucharaditas de vinagre de manzana

¼   Parte de cebolla chica
        Clavo
        Pizca de orégano
        Pizca de comino
        Agua al gusto
        Sal de mar o Bragg® o salsa de soya (al gusto)

Forma de preparar:
Licúe todos los ingredientes.

Salsa de chile ancho

6   Chiles anchos
        Diente de ajo chico
        Pizca de cebolla
        Pizca de orégano
        Pizca de comino
        Agua al gusto
        Sal de mar o Bragg o salsa de soya (al gusto)

Forma de preparar:
Licúe todos los ingredientes.

Salsa de tomate

¼   De kilo de tomates
        Chiles verdes o al gusto

¼ Parte de cebolla chica
   Ramito de cilantro
   Sal de mar o Bragg® o salsa de soya (al gusto)
   Diente de ajo (opcional)
   Agua al gusto

Forma de preparar:
Licúe todos los ingredientes.

Salsa a la mexicana

   Kilo de jitomates
   Cebolla
   Chiles verdes o al gusto
   Ramito de cilantro
1 Limón (jugo) opcional
   Sal de mar o Bragg® o salsa de soya (al gusto)

Forma de preparar:
Se pican todas las verduras finamente y se mezclan con
todos los ingredientes.

Salsa de aguacate

½ Kilo de tomates
¼ Parte de cebolla

	Chiles verdes o al gusto
	Ramito de cilantro
1	Diente de ajo
2	Aguacates grandes
	Sal de mar o Bragg® o salsa de soya (al gusto)
	Agua (opcional)

Forma de preparar:
Se pican los aguacates, se licúan los demás ingredientes y al final se incorporan los aguacates.

Salsa tricolor

Kilo de jitomates
Chiles verdes (o al gusto)
Cebolla
Ramito de cilantro
Aguacates
Limón (jugo)
Sal de mar o Bragg® o salsa de soya (al gusto)

Forma de preparar:
Se pican todas las verduras finamente y se mezclan todos los ingredientes.

Salsa de ajonjolí

½   taza de ajonjolí germinado o remojado toda la noche
8   chiles pasilla remojados toda la noche
       diente de ajo
       Cucharadas soperas de algarrobo
¼   Parte de cebolla
       Sal de mar o Bragg® o salsa de soya (al gusto)
       Agua al gusto

Forma de preparar:
Se licúan todos los ingredientes.

Ensaladas

Ensalada de nopales

Nopales
Jitomates
Cebolla chica
Ramito de cilantro (lavado y desinfectado)
Litros de agua
Sal de mar (al gusto)

Forma de preparar:
Picar los nopales, hervir el agua con sal, apague el fuego y
deje que enfríe un poco agregue los nopales, tape y dejar
reposar para que ablanden. Picar los demás vegetales,
escurrir los nopales y mezclar todo.

Ensalada francesa

½   Lechuga francesa cortada a mano en trozos chicos
½   Pimiento morrón rojo en tiritas
       Pepino en rodajas
4   Rábanos en rodajas
¼   Parte de cebolla en lascas
       Jitomates en rodajas
       Taza de germinado de alfalfa

Mezcle todos los vegetales y sírvala con aderezo de ajonjolí.

Ensalada de pepino

Pepinos en cuadritos
Jícamas en cuadritos
Limones (jugo)
Cucharadita de chile piquín
Sal de mar (al gusto)

Mezcle todos los ingredientes y sirva.

Ensalada de jitomate

	Ramito de espinaca en tiras (lavada y desinfectada)
5	Jitomates picados
¼	Parte de col morada picada finamente (lavada y desinfectada)
½	Ramito de cilantro picado fino (lavado y desinfectado)
½	Cebolla picada finamente

Mezcle todos los vegetales y sírvala con aderezo a la italiana.

Ensalada de taboule

½	Taza de trigo quebrado
3	Ramos de perejil chino
3	Ramos de hierbabuena
1	Cebolla chica
	Kilo de jitomates
3	Limones (jugo)
	Aceite de oliva (al gusto)
	Sal de mar (al gusto

Forma de preparar:
Remoje el trigo en agua durante 4 horas, escurra muy bien.
Pele los jitomates, quite el jugo y las semillas y píquelos
muy finamente, pique la cebolla, el perejil y la hierbabuena
muy finamente. Mezcle todo, agregando el aceite de oliva,
la sal y el limón (al gusto).

Tabule de jícama

	Jícama grande
	jitomates
	cebolla
	ramito de hierbabuena
1	ramito de perejil chino
	jugo de limón al gusto
	aceite de oliva al gusto
	Bragg® o salsa de soya al gusto

Forma de preparar:
Pique todos los vegetales muy finamente y mezcle todos los ingredientes, deje que se incorporen los sabores por unos minutos y sirva.

Ensalada de coliflor

Taza de coliflor picada finamente (lavada y desinfectada)
Tallos de apio en medias lunas (lavados y desinfectados)
Taza de jícama rallada
Taza de calabacitas ralladas
Taza de brócoli picado finamente (lavado y desinfectado)

Forma de preparar:
Mezcle todos los ingredientes y aderece con mayonesa de girasol o cualquier aderezo de su elección.

Ensalada de berros

Ramitos de berros (lavados y desinfectados)
4   Jitomates en rodajas
5   Rábanos en rodajas
5   Cebollitas cambray en rodajas
Taza de germinado de soya

Forma de preparar:
Mezcle todos los ingredientes y sírvalos con aderezo a la italiana.

Ensalada de col morada

Taza de col morada rebanada finamente (lavada y desinfectada)
Taza de zanahorias ralladas
Taza de apio picado finamente (lavado y desinfectado)

Forma de preparar:
Mezcle todos los ingredientes muy bien y sírvalos con aderezo de girasol o el de su elección.

Ensalada romana

½   Lechuga romanita picada
½   Ramito de espinacas en tiritas
    Taza de germinado de alfalfa
¼   Parte de cebolla en lascas
3   Jitomates en rodajas
4   Rábanos en rodajas
1   Pepino en rodajas

Forma de preparar:
Mezcle todos los vegetales y sírvalos con aderezo de albahaca.

Ensalada de zanahoria

	Taza de zanahoria rallada
4	Rábanos rallados
	Taza de jícama rallada
	Taza de betabel rallado
	Taza de apio rallado
3	Limones (jugo)
	Chile piquín (al gusto)
	Sal de mar (al gusto)

Forma de preparar:
Mezcle todos los ingredientes y sirva.

Ensalada de espinacas con champiñones

	Ramos de espinacas en tiritas (lavadas y desinfectadas)
¼	Kilo de champiñones rebanados en lascas (lavados y desinfectados)
½	Parte de cebolla en lascas
	Taza de germen de soya

Forma de preparar:
Mezcle los ingredientes y sírvalos con aderezo a la italiana.

Ensalada de pimiento

	Pimiento rojo en tiras delgadas
	Pimiento verde en tiras delgadas
¼	De lechuga morada en tiritas (lavada y desinfectada)
3	Jitomates en rodajas
	Pepino en rodajas
4	Rábanos en rodajas
4	Cebollitas cambray en rodajas

Forma de preparar:
Mezcle los ingredientes y sírvalos con aderezo de miso o cualquiera de su elección.

Ensalada de lechuga orejona

½	Lechuga orejona en tiritas (lavada y desinfectada)
	Tallos de apio en medias lunas (lavados y desinfectados)
	Ramito de berros cortados (lavados y desinfectados)
	Taza de germinado de soya
3	Jitomates en rodajas
	Aguacate en rebanadas.

Forma de preparar:
Mezclar todos los vegetales, adornar con las rebanadas de aguacate y servirlo con aderezo de orégano.

Ensalada de elote

4   elotes desgranados, muy tiernos
        pepinos picados finamente sin semillas
8   jitomates perita picados finamente
        ramito de cilantro picado finamente
        cebolla picada finamente
        jugo de limón al gusto
        chorrito de aceite de oliva la gusto
        chorrito de Bragg® o sal de mar o salsa de soya al gusto.

Forma de preparar:
Mezcle todos los ingredientes y sirva.

Sopas y Cremas

Sopa de miso

	Ramitos de cebollines o rabos de cebollita cambray (lavados)
2	Piezas de tofu (queso de soya)
5	Hojas de algas nori
4	Cucharadas de miso (al gusto)
1	Chorrito de Bragg® o salsa de soya (al gusto)
1	Litro de agua

Forma de preparar:
Parta las algas en trozos pequeños y el tofu en cuadros pequeños, pique los cebollines finamente, caliente el agua y agregue todos los ingredientes, apague el fuego, tape y deje reposar para que se incorporen los sabores.

Sopa fría de pepino

	Piezas de tofu
	Pepinos
	Cebolla cambray
2	Cucharadas de hierbabuena (lavada y desinfectada)
	Cucharada de eneldo (lavado y desinfectado)
	Limones (jugo, al gusto)
1	Chorrito de Bragg® o salsa de soya (al gusto)
	Agua (suficiente para licuar)

Forma de preparar:
Licúe el tofu, dos pepinos pelados (sin semillas), sal y limón. Corte un pepino en cuadritos pequeños, pique muy

finamente la cebolla, eneldo y la hierbabuena y agregue a la mezcla revolviendo muy bien. Sirva con chile piquín.

Sopa fría de aguacate

4	Aguacates
¼	Kilo de tomates
1	Chile verde o al gusto
¼	Parte de cebolla
1	Ramito de cilantro picado (lavado y desinfectado)
1	Diente de ajo
1	Ramito de berros (lavados y desinfectados)
	Taza de germinado de alfalfa o de soya
1	Chorrito de Bragg® o salsa de soya (al gusto
	Agua (suficiente para licuar)

Forma de preparar:
Parta los berros y revuelva con el germinado, licúe los demás ingredientes con poco agua, para que quede consistente. Sirva y adorne con los berros y el germinado.

Sopa fría de jitomate

1	Taza de germinado de alfalfa o de soya
5	Jitomates pelados
½	Pimiento rojo

½	Pepino
2	Tallos de apio (lavados y desinfectados)
10	Hojas de hierbabuena (lavadas y desinfectadas)
1	Diente de ajo
¼	Parte de cebolla
1	Limón (jugo)
1	Chorrito de aceite de oliva
1	Chorrito de Bragg® o salsa de soya (al gusto)
	Agua al gusto

Forma de preparar:
Licúe todo muy bien, menos el germinado, agregue agua
para que quede consistente. Sirva y adorne con el
germinado.

Sopa de nopales

12	Nopales
6	Jitomates
1	Chile guajillo remojado (opcional)
½	Parte de cebolla chica
1	Diente de ajo
1	Ramito de cilantro picado (lavado)
5	Hojas de alga nori partida en trozos pequeños
1	Chorrito de aceite de oliva
1	Chorrito de Bragg® o salsa de soya
2 y ½	Tazas de agua
	Sal de mar (al gusto)

Forma de preparar:
Pique los nopales en cuadros pequeños.   Licúe sin agua los
jitomates, cebolla, ajo y chile. Caliente 2 litros de agua,
apague el fuego y agregue los nopales, deje que ablanden un

poco y escurra. Caliente medio litro de agua, apague el fuego y agregue el licuado del jitomate, el cilantro, el aceite, Bragg®, los nopales y sal, mezcle todo muy bien, tape y deje reposar para que se incorporen los sabores. Sirva y adorne con trozos de algas en cada plato.

Sopa de espinacas

¼	Kilo de espinacas o dos manojos (lavadas)
1	Pimiento rojo
1	Pimiento verde
1	Pimiento amarillo (opcional)
1	Chile poblano
5	Jitomates
½	Cebolla
1	Diente de ajo
1	Pizca de mejorana
1	Pizca de tomillo
1	Ramito de cilantro picado (lavado)
1	Chorrito de aceite de oliva
1	Chorrito de Bragg® o salsa de soya (al gusto)
1	Litro de agua

Forma de preparar:
Pique finamente los pimientos, el chile y las espinacas. Licúe sin agua los jitomates, cebolla y ajo. Caliente el agua, apague el fuego y agregue la mejorana, tomillo cilantro y los vegetales picados, tape y deje reposar unos minutos, destape y agregue el jitomate licuado, el aceite de oliva, el Bragg® o salsa de soya, tape y deje reposar para que se incorporen los sabores.

Sopa de flor de calabaza

2	Ramitos de flor de calabaza picada (lavadas)
2	Tazas de champiñones picados (lavados)
1	Taza de epazote picado (lavado)
5	Jitomates
½	Cebolla
1	Diente de ajo
1	Chile verde (opcional)
	Chorrito de aceite de oliva
1	Chorrito de Bragg® o salsa de soya (al gusto)
1	Litro de agua

Forma de preparar:

Licúe sin agua los jitomates, chile, cebolla y ajo. Caliente el agua, apague el fuego y agregue los vegetales picados, deje que se ablanden un poco y agregue los demás ingredientes, revuélvalos muy bien, tape y deje reposar para que se incorporen los sabores.

Sopa de apio

10	Tallos de apio (lavados)
2	Ramitos de flor de calabaza (lavadas)
1	Chile poblano
1	Taza de cebollín
5	Jitomates
½	Cebolla
1	Diente de ajo
1	Chorrito de aceite de maíz o de oliva (al gusto)

1   Chorrito de Bragg® o salsa de soya (al gusto)
1   Litro de agua
    Limón (al gusto)
    Tomillo y cilantro (al gusto)

Forma de preparar:

Licúe los jitomates, cebolla y ajo sin agua. Pique el apio en medias lunas muy delgadas, el chile poblano, las flores y el cebollín finamente picados. Caliente el agua, apague el fuego y agregue los vegetales picados, el tomillo y el cilantro (picado), tape y deje que se ablanden un poco. Destape y agregue los demás ingredientes, tape y deje que se incorporen los sabores. Sirva con limón.

Sopa de calabacitas

2   Tazas de calabacitas ralladas
¼   Kilo de tomates verdes
1   Chile verde o al gusto
½   Cebolla chica
1   Diente de ajo
1   Ramito de cilantro picado (lavado)
¾   Litro de agua
1   Chorrito de Bragg® o salsa de soya (al gusto)
    Chorrito de aceite de oliva

Forma de Preparar:

Ralle finamente las calabacitas. Licúe sin agua los tomates, chile, ajo y cebolla. Caliente el agua, apague el fuego y agregue el cilantro, las calabacitas, tape y deje reposar para que se ablanden un poco las verduras, destape y agregue el tomate licuado, el aceite y el Bragg® o salsa de soya y deje reposar para que se incorporen los sabores.

Sopa de coliflor

2	Tazas de coliflor rallada
1	Taza de zanahoria rallada
1	Taza de calabacitas ralladas
5	Jitomates
½	Cebolla
1	Diente de ajo
1	Chorrito de aceite de oliva
1	Chorrito de Bragg® o salsa de soya (al gusto)
1	Litro de agua
	Hierbas de olor (al gusto)
	Limón (al gusto)

Forma de preparar:
Licúe el jitomate, cebolla y ajo sin agua. Caliente el agua, apague el fuego y agregue las hierbas de olor y las verduras, tape y deje ablandar. Destape y agregue los demás ingredientes, tape y deje reposar para que se incorporen los sabores. Sirva con limón.

Sopa de verduras

1	Chile poblano
2	Calabacitas
2	Zanahorias
1	Chayote
1	Tallo de apio
5	Hojas de espinacas

1	Taza de coliflor
5	Jitomates
½	Cebolla
1	Diente de ajo
1	Taza de cilantro
	Tomillo y mejorana (al gusto)
1	Chorrito de Bragg® o salsa de soya (al gusto)
1	Chorrito de aceite de oliva o de maíz (al gusto)
1	Litro de agua

Forma de preparar:

Licúe sin agua los jitomates, ajo y cebolla. Lave y pique finamente los vegetales. Caliente el agua, apague el fuego y agregue el tomillo, la mejorana, el cilantro y los vegetales, tape y deje ablandar. Destape y agregue los demás ingredientes, tape y deje reposar para que se incorporen los sabores.

Sopa de acelgas

5	Hojas de acelgas picadas finamente
1	Pimiento rojo
1	Pimiento verde
1	Chile poblano
1	Chile verde o al gusto
1	Taza de cilantro picado
4	Jitomates
½	Cebolla
	Diente de ajo
1	Litro de agua
1	Chorrito de Bragg® o salsa de soya (al gusto)
	Tomillo (al gusto)

Forma de preparar:
Licúe sin agua los jitomates, chile, ajo y cebolla. Pique los vegetales finamente. Caliente el agua, apague el fuego y agregue el tomillo, cilantro y los vegetales picados, tape y deje ablandar. Destape y agregue los demás ingredientes, tape y deje reposar para que se incorporen los sabores.

Crema de aguacate

	Tallo de apio rallado y sus hojas picadas
	Zanahorias ralladas
1	Cebolla picada finamente
	Ramo de cilantro picado
	Ramo de perejil
	Diente de ajo picado
	Jitomates pelados y picados finamente
	Chiles serranos picados finamente (o al gusto)
3	Aguacates machacados
1	Chorrito de Bragg® o salsa de soya (al gusto)
	Litro de agua
	Jugo de limón al gusto

INFUSIÓN:
Litro de agua
Apio rallado
Zanahoria rallada
Cebolla picadita
Perejil picadito
Cilantro picadito
Hojas de apio
Ajo picadito
Salsa de soya o Bragg® al gusto.

Forma de preparar la infusión (caldo de verduras):
Hierva el agua, agregue los ingredientes y deje hervir por dos minutos más. Apague el fuego, tape y deje reposar. Cuele y use solamente el caldo de las verduras.

Forma de preparar la crema:
Mezcle los aguacates, el jitomate, cebolla, chiles verdes, cilantro, Bragg® y agregue la infusión (caldo suficiente) y limón al gusto para formar una crema consistente.

Crema de jitomate

4	Tazas de puré de jitomate
15	Almendras remojadas y peladas
1	Chorrito de Bragg® o sal de mar (al gusto)
	Agua suficiente para licuar
	Chile piquín al gusto
	Limón al gusto

Forma de preparar:
Mezcle todos los ingredientes en la licuadora agregando un poco de agua para que quede cremoso.

Crema de pimiento

4	Pimientos rojos
1	Taza de semillas de girasol germinadas

	Cucharadas de miso o al gusto
	Diente de ajo chico
	Cebollita cambray
	Chorrito de aceite de oliva al gusto
	Jugo de limón al gusto
1	Chile chipotle o al gusto
	Agua suficiente para que quede cremoso

Forma de preparar:
Licúe todos los ingredientes y listo.

Platos fuertes

Coliflor al limón

	Tazas de coliflor
4	Jitomates
1	Cebolla mediana
1	Ramita de cilantro
1	Chile verde
1	Chorrito de aceite de oliva o de maíz
1	Aguacate
3	Limones (jugo, al gusto)
	Chorrito de Bragg® o salsa de soya

Forma de preparar:
Pique todos los ingredientes finamente y mezclar con el aceite, el Bragg® y el limón.

Nopales en chile ancho

10	Nopales
4	Chiles anchos
2	Chiles guajillos
1	Diente de ajo
¼	Parte de cebolla
1	Pizca de orégano
1	Pizca de cominos

Clavo molido
1 Taza de cilantro picado
5 Hojas de algas nori, cortadas en trozos pequeños
1 Chorrito de Bragg® o salsa de soya o sal de mar
   Chorrito de aceite de maíz (la gloria)
   Agua al gusto

Forma de preparar:
Pique los nopales en cuadros pequeños. Calentar el agua
con sal, apagar el fuego y agregar los nopales, tapar y dejar
que ablanden. Remojar los chiles en agua caliente y licuar
con los demás ingredientes (sin el cilantro ni las algas) con
poco agua para obtener una salsa espesa. Escurra los
nopales y mezclar con la salsa, el cilantro y las algas.

Setas adobadas

½ Kilo de setas deshebradas
3 Chiles pasillas
3 Chiles anchos
3 Chiles mulatos
¼ De taza de nuez de la india sin sal, o almendras
   remojadas sin cáscara
3 Dátiles remojados y deshuesados
1 Chorrito de vinagre de manzana o jugo de limón
   Pizca de orégano
1 Cucharada sopera de algarrobo
¼ Parte de cebolla
1 Pizca de cominos
1 Diente de ajo
1 Clavo molido
1 Chorrito de aceite de oliva o de maíz

Chorrito de Bragg® o salsa de soya o sal de mar (al gusto)
Agua solo la necesaria para lograr una salsa cremosa

Forma de preparar:
Deshebrar las setas. Calentar el agua con sal, apagar el fuego y agregar las setas, tapar y dejar reposar para que ablanden. Remojar los chiles en agua caliente y licuar todos los ingredientes en poco agua para obtener una salsa espesa. Escurrir las setas y agregarlas a la salsa revolviendo muy bien, tape y deje reposar para que se incorporen los sabores. Calentar en baño María a la hora de servir.

Champiñones en mole verde

½	Kilo de champiñones (lavados)
¼	Kilo de pepitas de calabaza molida
8	Tomates
3	Chiles verdes (sin semillas)
1	Taza de cilantro picado
¼	Taza de epazote picado
2	Chilacas
4	Hojas de lechuga orejona
1	Diente de ajo
¼	Parte de cebolla
1	Pizca de cominos molidos
1	Chorrito de aceite de oliva o de maíz
	Chorrito de Bragg® o salsa de soya o sal de mar
	Agua

Forma de preparar:

Lavar y cortar los champiñones en lascas. Calentar el agua con sal, y agregar los champiñones, tapar y dejar reposar para que ablanden un poco. Licuar los vegetales con los demás ingredientes usando poco agua para que quede espeso. Escurrir los champiñones y agregarlos a la mezcla. Calentar en baño María a la hora de servir.

Setas en mole verde

½	Kilo de setas deshebradas
¼	Kilo de pepitas de calabaza molidas
8	Tomates
3	Chiles verdes
1	Taza de cilantro picado
¼	Taza de epazote picado
2	Chilacas
4	Hojas de lechuga orejona
1	Diente de ajo
¼	Parte de cebolla
1	Pizca de cominos molidos
1	Chorrito de aceite de oliva o de maíz
1	Chorrito de Bragg® o salsa de soya o sal de mar
	Agua la necesaria

Forma de preparar:
Calentar agua con sal, apagar el fuego y agregar las setas, tapar y dejar que ablanden. Licuar los vegetales con los demás ingredientes (con poca agua para obtener una salsa espesa). Escurra las setas y agréguelas a la salsa. Calentar en baño María a la hora de servir.

Calabacitas en mole verde

1	Kilo de calabacitas picaditas
¼	Kilo de pepitas de calabaza molidas
8	Tomates
	Chiles verdes
2	Chilacas
¼	Taza de epazote picado
1	Taza de cilantro picado
4	Hojas de lechuga orejona
1	Diente de ajo
¼	Parte de cebolla
1	Pizca de cominos molidos
1	Chorrito de Bragg® o salsa de soya o sal de mar (al gusto)
1	Chorrito de aceite de oliva o de maíz
	Agua la necesaria para una salsa cremosa

Forma de preparar:
Calentar el agua con sal, apagar el fuego y agregar las calabacitas, tapar y dejar reposar para que ablanden. Licuar las verduras con los demás ingredientes usando poca agua para obtener una salsa espesa. Escurrir las calabacitas y agregarlas a la salsa, tapar y dejar reposar. A la hora de servir calentar en baño María.

Taquitos de lentejas

1	Taza de lentejas germinadas
6	Hojas de parra (por persona)

3	Chiles anchos
2	Chiles guajillos
5	Hojas de algas nori
1	Diente de ajo
1	Cebollita cambray
1	Chorrito de aceite de oliva
1	Chorrito de bragg o salsa de soya
1	Pizca de comino molido
1	Pizca de orégano
1	Clavo
	Agua

Forma de preparar:

Remoje los chiles en agua caliente y licúe en poca agua con el ajo, cebolla, orégano, cominos, clavo, aceite y Bragg® o salsa de soya hasta obtener una mezcla espesa. Corte las algas en trozos pequeños y revuélvalas con los germinados y la salsa. Ponga las hojas de parra al vapor, para que ablanden un poco, cuando estén listas, póngalas en un recipiente cubriéndolas con aceite de oliva y escúrralas, rellene las hojas con el germinado por el revés, empiece por el lado del tallo, doblando las orillas, al mismo tiempo que va enrollando y ¡ listo!

Taquitos de setas adobadas (tentempie)

½	Kilo de setas deshebradas
2	Chiles anchos
6	Chiles guajillos
1	Diente de ajo
1	Cebollita cambray

1	Pizca de orégano
1	Pizca de cominos molidos
1	Clavo molido
2	Dátiles remojados y deshuesados
	Chorrito de Bragg® o salsa de soya o sal de mar
1	Chorrito de aceite de oliva
6	Hojas de parra (por persona)
	Agua la necesaria para que quede una salsa cremosa

Forma de prepararse:

Caliente agua con sal de mar, apagar el fuego, agregar las setas y dejar reposar hasta que ablanden. Remojar los chiles en agua caliente y licuar con el ajo, cebolla, cominos, clavo, orégano, aceite de oliva, Bragg® o salsa de soya y un poco de agua para obtener una salsa espesa. Escurra las setas y agréguelas a la salsa revolviendo muy bien. Ponga las hojas de parra al vapor, cuidando que no se ablanden demasiado, cuando ya estén listas, colóquelas en un recipiente, cubriéndolas con aceite de oliva y después escúrralas. Rellene las hojas de parra con las setas por el revés de la hoja, empiece por el lado del tallo doblando las orillas al mismo tiempo que va doblando la hoja y ¡ listo!

Ceviche de champiñones

½	Kilo de champiñones
8	jitomates
	cebolla
	ramito de cilantro
	chile verde al gusto
	limón al gusto

Bragg® o salsa de soya al gusto
aceite de oliva al gusto
orégano (opcional)
alga nori en trozos

Forma de preparar:

Pique los vegetales finamente, agregue jugo de limón, la salsa de soya y un chorrito de aceite de oliva, deje que se incorporen los sabores mezclando todos los ingredientes. Al servir agregue trocitos de alga nori al gusto.

Setas en chile guajillo

½	Kilo de setas deshebradas
10	Chiles guajillos
	Diente de ajo
1	Cebolla cambray
	Dátiles remojados y deshuesados
	Pizca de cominos
	Pizca de orégano
1	Clavo molido
1	Chorrito de aceite de oliva o de maíz
	Chorrito de Bragg® o salsa de soya (al gusto)
	Agua la necesaria para lograr una salsa espesa

Forma de preparar:

Calentar el agua, apagar el fuego y agregar las setas, tapar y dejar reposar para que ablanden. Remoje los chiles en agua caliente y licúelos con los demás ingredientes. Escurra las setas y agréguelas a la salsa, tape y deje reposar para que se incorporen los sabores. Antes de servir caliéntelos a vapor en baño María.

Setas en salsa verde

½   Kilo de setas
½   Kilo de tomates verdes
3   Chiles verdes
1   Diente de ajo
¼   Parte de cebolla
1   Taza de cilantro picado
1   Chorrito de aceite de oliva
1   Chorrito de Bragg® o salsa de soya
    Agua la necesaria

Forma de preparar:
Calentar el agua con sal de mar y agregar las setas, apagar el fuego y dejar reposar para que ablanden. Licúe todos los ingredientes, y al final agregue las setas previamente escurridas, tape y deje reposar para que se incorporen los sabores.

Setas en chile pasilla

½   Kilo de setas deshebradas
8   Chiles pasilla
¼   Parte de cebolla
1   Diente de ajo
1   Chorrito de aceite de oliva o de maíz
1   Chorrito de Bragg® o salsa de soya o sal de mar (al gusto)
    Agua al gusto

Forma de preparar:
Calentar el agua con sal de mar y agregar las setas, tapar y
apagar el fuego, dejar reposar para que ablanden. Remoje
los chiles en agua caliente y licúelos con todos los
ingredientes. Escurrir las setas y agregar a la salsa, revolver
muy bien, tapar y dejar reposar para que se incorporen los
sabores.

Champiñones en chile guajillo

½	Kilo de champiñones cortados en rebanadas
10	Chiles guajillos
15	Almendras remojadas y peladas
1	Diente de ajo
	Cebollita cambray
2	Dátiles remojados
1	Pizca de cominos
1	Pizca de orégano
	Clavo molido
1	Chorrito de vinagre de manzana
	Chorrito de aceite de oliva o de maíz
1	Chorrito de Bragg® o salsa de soya o sal de mar (al gusto)
	Agua la necesaria

Forma de preparar:
Calentar el agua con sal de mar y agregar los champiñones,
apagar el fuego, tapar y dejar reposar para que ablanden.
Remojar los chiles en agua caliente y licúe con todos los
ingredientes. Escurra los champiñones y mézclelos con la

salsa, revuelva muy bien, tape y deje reposar para que se incorporen los sabores. Calentar en baño María a la hora de servir.

Lunch para niños

Jícamita

1	Jícama grande
1	Limón
	Chile piquín
	Sal de mar

Forma de preparar:
Corte la jícama en tiritas y mezcle con jugo de limón, sal y chile piquín.

Pepinillos

2	Pepinos
1	Limón
	Chile piquín
	Sal de mar

Forma de preparar:
Corte los pepinos en tiritas y mezcle con jugo de limón, sal y chile piquín.

Ralladitas

4	Zanahorias
1	Limón
	Chile piquín
	Sal de mar

Forma de preparar:
Ralle las zanahorias y mezcle con limón, sal y chile piquín.

Peritas

3	Peras
¼	Kilo de fresas (lavadas y desinfectadas)
	Pasas (al gusto)
	Miel de abeja (al gusto)

Forma de preparar:
Licúe las fresas con poca agua y miel, que quede una mezcla consistente. Se cortas las peras en medias lunas, se bañan con esta mezcla y se adornan con las pasas.

Bolitas de sandía

1	Rebanada de sandía

Cuchara para bolas de nieve

Forma de preparar:
Saque la pulpa de la sandía con la cuchara bola, formando
bolitas, póngalas en un tuper en el refrigerador para
servirlas frescas.

Bolitas de melón

1   Melón
      Cuchara para bolas de nieve

Forma de preparar:
Saque la pulpa del melón con la cuchara bola, formando
bolitas, póngalas en un tuperware en el refrigerador para
servirlas frescas.

¡Manzanitas dulcecitas!

3   Manzanas peladas y picadas finamente en cuadritos
      Duraznos pelados
      Chorrito de vainilla al gusto
      Cucharada de pasitas blancas
      Miel de abeja al gusto

Forma de preparar:
Pele y corte las manzanas en cuadritos finamente, pele y
licúe los duraznos con la miel, vainilla y poca agua para que
quede una mezcla espesa.

Sirva las manzanas en un tazón y báñelas con esta mezcla y adorne con las pasitas.

Postres, galletas y purés

Galletas de dátil

1 Taza de germinado de trigo
2 Tazas de dátil (deshuesado y remojado)
¼ Kilo de harina integral
   Miel de abeja (al gusto)

Forma de preparar:
Licúe o muela en un molino de mano, el germinado, los dátiles y la miel, agregue el agua donde se remojaron los dátiles (si es necesario). Haga una masa firme, extienda sobre una charola engrasada y enharinada, déjela reposar 24 horas, después córtela en barras. Se conservan por una semana.

Galletas de higo

1 Taza de germinado de trigo
2 Tazas de higos secos remojados
½ Taza de jugo de naranja
   Miel de abeja (al gusto)

Forma de preparar:
Licúe o muela el germinado, higos, miel y el jugo de naranja necesario para formar una masa firme. Extienda y forme un rollo de 5 centímetros de diámetro, déjelo reposar durante 24 horas, córtelos en rebanadas y guárdelos en el refrigerador.

Galletas de tahini

½   kilo de tahini
½   kilo de harina de amaranto
       vainilla al gusto
       miel de abeja al gusto
10   Cerezas frescas u otra fruta

Forma de preparar:
En una charola mezcle todos los ingredientes hasta formar
una pasta consistente. Forme sus galletas de un centímetro
de grueso con sus moldes preferidos, decore con cerezas
rebanadas o su fruta preferida.

Galletas de coco

3   cocos rayados y deshidratados
       miel de abeja al gusto
       vainilla al gusto

Forma de preparar:
Mezcle todos los ingredientes, forme galletas de un
centímetro de grueso, hágalas redondas y métalas al
congelador por una hora y listo.

Galletas de avellana

tazas de avellana remojadas toda la noche
miel de abeja al gusto
vainilla al gusto
algarrobo al gusto (opcional)

Forma de preparar:
Mezcle todos los ingredientes en el procesador de alimentos hasta formar una pasta consistente, forme sus galletas de un centímetro de gruesas en una charola. Después deshidrátelas en el sol cuando seca la parte de arriba voltéelas para que sequen por los dos lados. También se puede utilizar una máquina deshidratadora.

Galletas de nuez

tazas de nuez remojadas toda la noche
miel de abeja al gusto
vainilla al gusto
jugo de naranja, el necesario (opcional)

Forma de preparar:
Mezcle todos los ingredientes en el procesador, forme sus galletas en una charola de un centímetro de gruesas, y ponga a deshidratar al sol o en máquina.

Galletas de almendra con chocolate

tazas de almendra remojadas toda la noche
miel de abeja al gusto
vainilla al gusto
algarrobo al gusto

Forma de preparar:
Mezcle todos los ingredientes en el procesador y forme sus galletas de un centímetro de gruesas y ponga a deshidratar.

Galletas de higo

½   kilo de almendras remojadas
1   kilo de higos
½   kilo de dátiles
     vainilla al gusto
     miel de abeja si es necesaria (al gusto)

Forma de preparar:
Mezcle todos los ingredientes en el procesador de alimentos. Forme sus galletas como de un centímetro de grueso y póngalas a deshidratar al sol o en máquina.

Galletas con sal

Galletas de almendras

2   tazas de almendras remojadas durante la noche
1   pimiento rojo picado
1   jitomate chico
1   diente de ajo
1   chile verde (opcional)
       Bragg® o salsa de soya al gusto

Forma de preparar:
Mezcle todos los ingredientes en el procesador, forme sus galletas de un centímetro de gruesas y ponga a deshidratar al sol o en máquina.

Galletas de avellana

tazas de avellana remojadas toda la noche
jitomates
chile serrano verde (opcional)
diente de ajo
Bragg® o salsa de soya al gusto

Forma de preparar:
Mezcle todos los ingredientes en el procesador hasta formar una pasta consistente, forme sus galletas de un centímetro

de grosor, y sáquelas a deshidratar al sol cuidando de
voltearlas cuando ya haya secado la parte de arriba.

Galletas de nuez

	tazas de nuez remojadas
3	jitomates
	chile verde (opcional)
	diente de ajo
	Bragg® o salsa de soya al gusto

Forma de preparar:
Mezcle todos los ingredientes en el procesador. Forme sus
galletas de un centímetro de grueso, y póngalas a
deshidratar al sol o en máquina.

Budín de pérsimos

4	Pérsimos
½	Papaya chica
½	Taza de pasas

Forma de preparar:
Licúe los pérsimos y la papaya. Sirva y adorne con pasas.

Postre de ciruela pasa

1   Taza de ciruelas pasa remojadas y deshuesadas
1   Taza de jugo de piña
½   Taza de frutas secas picadas

Forma de preparar:
Licúe las ciruelas y el jugo. Agregue las frutas secas y sirva.

Postre de pera y plátano

6   Plátanos
4   Peras
¼   De kilo de fresas (lavadas y desinfectadas)
½   Taza de pasas blancas
       Miel de abeja (opcional)

Forma de preparar:
Pele y rebane cuatro plátanos y las peras. Licúe dos plátanos, fresas y miel, con esta mezcla bañe las rebanadas de plátano y pera restantes , adorne con las pasas y sirva.

Postre de dátiles

1	Taza de dátiles remojados toda la noche y deshuesados
1	Taza de jugo de manzana
½	Taza de frutas secas picadas

Forma de preparar:
Licúe los dátiles con el jugo de manzana, vierta en un recipiente y agregue la fruta picada.

Budín de plátano y dátiles

1	Taza de dátiles remojados toda la noche y deshuesados
2	Plátanos
	Taza de jugo de manzana
1	Taza de frutas secas

Forma de preparar:
Licúe los dátiles, el jugo y los plátanos, vierta en un recipiente sobre la fruta picada.

Postre de manzana

4	Manzanas ralladas
¼	De kilo de fresas (lavadas y desinfectadas)
2	Plátanos
	Miel de abeja (opcional)
	Vainilla al gusto

Forma de preparar:
Licué las fresas, los plátanos, la miel, la vainilla y vierta sobre las manzanas ralladas.

Postre de fresas

½	Kilo de fresas picadas (lavadas y desinfectadas)
2	Plátanos
2	Manzanas
1	Taza de jugo de manzana

Forma de preparar:
Licúe los plátanos, jugo y manzanas sin cascara. Bañe con esta mezcla las fresas y sirva frío.

Postre de manzana y dátil

6   Manzanas picadas
1   Taza de dátiles remojados por 12 horas y
        deshuesados
2   Plátanos
½   Taza de agua

Forma de preparar:
Licúe los dátiles, agua y plátanos. Bañe con esta mezcla las manzanas y sirva frío.

Postre de plátano y fresa

4   Plátanos
¼   De fresas
        Miel de abeja (al gusto)

Forma de preparar:
Licúe las fresas con la miel, corte los plátanos por mitad a lo largo y congélelos. Sáquelos y báñelos con la mermelada de fresa.

Puré de chabacano

1	Kilo de chabacanos
1	Chorrito de agua
	Miel de abeja (al gusto)

Forma de preparar:
Pele los chabacanos y quite el hueso, licúelos con agua y miel.

Puré de fresa

1	Kilo de fresas
1	Chorrito de agua
	Miel de abeja (al gusto)

Forma de preparar:
Licúe las fresas con poca agua y miel.

Puré de zarzamora

1	Kilo de zarzamoras
1	Chorrito de agua
	Miel de abeja (al gusto)

Forma de preparar:
Licúe las zarzamoras con poca agua y miel.

Puré de Manzana:

5	Manzanas
1	Chorrito de agua
	Miel de abeja (al gusto)
	Chorrito de vainilla

Forma de preparar:
Pele y licúe las manzanas con poco agua y miel.

Puré de papaya y plátano

2	Rebanadas de papaya
2	Plátanos
1	Chorrito de agua
	Miel de abeja (opcional)

Forma de preparar:
Licúe todos los ingredientes y ¡listo!

Purés Salados

Puré de garbanzo germinado

	Taza de garbanzo germinado
1	Taza de ajonjolí remojado por 12 horas
1	Cucharada de Bragg®, o al gusto, o salsa de soya
	limón (jugo)
	chorrito de aceite de oliva
	hojas de yerbabuena al gusto
	perejil al gusto o cilantro
	ajo al gusto

Forma de preparar:
Mezcle todos los ingredientes en el procesador de alimentos hasta formar un puré. Sirva sobre hojas de lechuga, espinaca o alga nori.

Puré de semillas de girasol germinadas

taza de semillas de girasol germinadas

taza de semillas ajonjolí germinadas
limón al gusto
miso de soya al gusto
aceite de oliva al gusto (opcional)

Forma de preparar:
Mezcle todo en el procesador y listo para untar o servir en
hojas de vegetales o en rodajas de jícama o pepino.

Puré de almendras remojadas

taza de almendras remojadas toda la noche.
tazas de nuez remojadas toda la noche.
ajo al gusto
-        romero fresco al gusto
limón al gusto
pizca de cominos
pimiento rojo picado
taza de apio picado
cebolla al gusto
Bragg® o salsa de soya al gusto

Forma de preparar:
Mezcle todo en el procesador de alimentos hasta formar un
puré. Sirva con palitos de zanahoria, jícama o pepino.

Puré de nuez

tazas de nuez remojada toda la noche
taza de hojas de albahaca
ajo al gusto
aceite de oliva la gusto
Bragg® o salsa de soya al gusto

Forma de preparar:
Mezcle todos los ingredientes en el procesador hasta formar
un puré. Sirva sobre hojas de lechuga o cualquier vegetal.

Puré de avellana

tazas de avellanas remojadas toda la noche
pimiento rojo picado
chorrito de aceite de oliva (opcional)
ajo al gusto
cebolla al gusto
chile verde al gusto
Bragg® o salsa de soya al gusto

Forma de preparar:
Mezcle todos los ingredientes en el procesador y sirva con
cualquier vegetal de su elección.

Puré de tres semillas

	taza de almendras remojadas toda la noche
	taza de semillas de girasol germinadas
	taza de nuez remojada
	Bragg® o salsa de soya al gusto
	limón al gusto
	chorrito de aceite de oliva
	ajo al gusto
	cebolla al gusto
	trocito de gengibre
	romero fresco al gusto
1	taza de perejil picado
	pimiento rojo picado
	taza de apio picado
	pizca de cominos
	chile verde al gusto (opcional)
	agua (poca)

Forma de preparar:
Mezcle todos los ingredientes hasta formar un puré,
acompañe con jícama rebanada y pepino.

Puré de avena

½	taza de avena germinada o remojada
½	taza de almendras remojadas
½	taza de semillas de girasol germinadas
	chorrito de Bragg® o salsa de soya o sal de mar
	diente de ajo

	jugo de limón al gusto
	aceite de oliva al gusto
½	taza de apio picado
	pimiento rojo
	pimiento verde
	taza de cilantro picado
	taza de cebollín (rabitos de cebollita cambray) picado
	chile verde al gusto

Forma de preparar:
Mezcle en el procesador de alimentos las almendras, avena, semillas de girasol, Bragg®, soya, jugo de limón, ajo y aceite de oliva, vierta en un tazón y agregue los demás ingredientes previamente picaditos.

Cereales, leches, licuados y jugos

Cereal de trigo y plátano

1   Taza de trigo germinado
2   Plátanos picados
1   Taza de dátiles picados (deshuesados y remojados)
1   Taza de agua*
        Miel de abeja (opcional)
        Chorrito de vainilla natural

Forma de preparar:
Licúe el trigo germinado con el agua, miel, dátiles y
vainilla, cuidando que no quede muy molido, vacíe en un
recipiente y mezcle con los plátanos.

*Nota: Si lo desea, utilice agua tibia para sus cereales.

Cereal de avena con higos

1   Taza de avena remojada toda la noche
1   Taza de higos deshidratados y picados
1   Taza de agua
        Miel de abeja (al gusto)

Forma de preparar:
Licúe la avena con agua y miel, cuidando que no quede muy
molida, vaciar en un recipiente y mezclar con los higos.

Cereal de trigo con fresas

1	Taza de trigo germinado
¼	Kilo de fresas picadas
1	Taza de pasas blancas
1	Taza de agua
	Miel de abeja (al gusto)
	Chorrito de vainilla

Forma de preparar:
Licúe el germinado de trigo con agua, miel y vainilla, cuidando que no quede muy molido, vaciar en un recipiente y mezclar con las fresas, adornar con las pasas.

Para niños: Si lo desea, primero puede licuar muy bien el trigo con el agua, después colarlo en una coladera de malla grande, y posteriormente licuarlo con la vainilla y la miel, de esta manera queda más ligerito.

Cereal de trigo con manzana

1	Taza de trigo germinado
1	Manzana picada
1	Taza de agua
	Miel de abeja (al gusto)
	Chorrito de vainilla

Forma de preparar:
Licúe el trigo con agua, miel y vainilla cuidando que no

quede muy molido, vacíe en un recipiente y mezcle con las manzanas picadas.

Cereal de trigo con plátano

1   Taza de trigo germinado
1   Taza de agua (tibia)
2   Plátanos
1   Taza de pasas
        Miel de abeja (opcional)
        Chorrito de vainilla

Forma de preparar:
Licúe el trigo germinado con agua, pasas, miel y vainilla. Vacíelo en un recipiente y agregue los plátanos en rebanadas y sirva.

Cereal de trigo con manzana

1   Taza de trigo germinado
1   Taza de ciruelas pasas deshuesadas y remojadas
2   Manzanas peladas y picadas finamente
        Miel de abeja (opcional)
        Chorrito de vainilla

Forma de preparar:
Licúe el germinado de trigo con las ciruelas, el agua donde estas se remojaron, la miel y la vainilla. Agregue las manzanas picadas y sirva.

Cereal de avena

1	Taza de grano de avena remojada toda la noche
2	Tazas de peras deshidratadas (fruta seca) y remojadas
1	Taza de agua, donde se remojó la pera
	Miel de abeja (al gusto)
	Chorrito de vainilla

Forma de preparar:
Licúe la avena, el agua, miel, vainilla y la mitad de las peras remojadas. Sírvalo y adorne con el resto de la pera picada finamente.

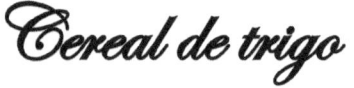

Cereal de trigo

1	Taza de trigo germinado
1	Taza de dátiles remojados y deshuesados
1	Taza de agua (donde remojó los dátiles)
	Taza de pasas blancas o a su elección
	Chorrito de vainilla

Forma de preparar:
Licúe el trigo germinado, el agua, la vainilla y los dátiles.
Sirva adornado con pasas.

Cereal de quinoa

1   Taza de grano de quinoa remojada toda la noche
1   Taza de ciruelas pasa remojadas y deshuesadas
1   Taza de agua
½   Taza de duraznos picaditos
        Miel de abeja (opcional)
        Chorrito de vainilla

Licúe el germinado, las ciruelas deshuesadas, la miel, la
vainilla y el agua. Sírvalo adornado con los duraznos.

Leche de semillas y granos germinados

Se pueden utilizar semillas como de girasol, calabaza,
almendras, avellanas y nuez, granos como el trigo y avena.

Las semillas (como la nuez, almendra o avellana) o los
granos (como la avena) que no pueden germinar se remojan
toda la noche, cuidando que el agua las cubra totalmente.

En el caso de semillas grandes, como la almendra, utilice
de 12 a 15 almendras por vaso de agua; y en semillas chicas

como el girasol, y granos como el trigo o avena utilice dos cucharadas soperas por vaso de agua. Licúe y cuele.

La leche obtenida de la manera anterior puede tomarse con algarrobo y miel o bien, licuarla con fruta y miel... ¡ mhmm es deliciosa! ¡Buen provecho!

Leche de almendras

12	Almendras
	Vaso de agua
	Chorrito de miel
	Chorrito de vainilla

Forma de preparar:
Remoje las almendras durante toda la noche, pélelas y licúe muy bien con la miel y la vainilla. Cuélelas si desea quitarles la pulpa.

Leche de ajonjolí

½	Taza de semillas de ajonjolí remojado
	Tazas de agua
	Chorrito de vainilla
	Chorrito de miel

Forma de preparar:

Licúe el ajonjolí con una taza de agua, la miel y la vainilla, y agregue poco a poco la otra taza de agua, cuélela y listo.

Leche de trigo

1	Taza de trigo germinado
1 y ½	Tazas de agua
	Cucharada de miel de abeja
	Chorrito de vainilla

Forma de preparar:
Licúe el germinado, el agua, miel y vainilla, cuélelo y sirva.

Leche de semillas de girasol

½	Taza de semillas de girasol germinadas
	Tazas de agua
	Miel y vainilla al gusto

Forma de preparar:
Remoje las semillas durante toda la noche, licúelas con 2 tazas de agua, cuélelo y sirva.

Licuado de plátano con manzana

	Plátano
1	Manzana
2	Cucharadas de avena remojada
1	Cucharada de miel de abeja
1	Vaso de agua (al gusto)
	Canela en polvo (al gusto)
	Chorrito de vainilla

Forma de preparar:
Licúe todos los ingredientes y sirva, agregue un poco de canela en polvo y listo.

Licuado de papaya con plátano

1	Plátano
1	Rebanada de papaya (al gusto)
1	Cucharada de miel de abeja
	Vaso de agua (al gusto)

Forma de preparar:
Licúe con todos los ingredientes, sirva y listo.

Licuado de plátano con mango

1	Plátano
2	Mangos rebanados
	Cucharada de miel (al gusto)
	Agua (al gusto)
	Chorrito de vainilla

Forma de preparar:
Licúe todos los ingredientes, sirva y listo.

Licuado de manzana con pera

1	Manzana
1	Pera mantequilla
	Agua (al gusto)
	Cucharada de miel de abeja

Forma de preparar:
Licúe todos los ingredientes y sirva.

Jugo de zanahoria, apio y betabel

10	Zanahorias
1	Tallo de apio

¼   Parte de betabel chico
Limón (al gusto)

Forma de preparar:
Desinfecte los vegetales, partiéndolos en forma diagonal para obtener el jugo del extractor, agregar jugo de limón.

Jugo de zanahoria, pepino y betabel

10   Zanahorias
¼   Parte de betabel chico
1   Pepino
Limón (al gusto)

Forma de preparar:
Desinfecte los vegetales, pártalos en forma diagonal, extraer el jugo de los mismos y agregar jugo de limón.

Jugo de zanahoria, perejil y pepino

10   Zanahorias
1   Ramito de perejil (al gusto)
1   Pepino
Limón (al gusto)

Forma de preparar:
Desinfectar los vegetales, pártalos en forma diagonal y extraer el jugo de los mismos y agregar el jugo de limón.

Jugo de zanahoria, perejil y betabel

10	Zanahorias
1	Ramito de perejil (al gusto)
¼	Parte de betabel chico
	Limón (al gusto)

Forma de preparar:
Desinfectar los vegetales, pártalos en forma diagonal, extraer el jugo de los mismos y agregar jugo de limón.

Jugo de zanahoria, pepino y espinaca

10	Zanahorias
1	Pepino
1	Ramito de espinacas
	Limón (al gusto)

Forma de preparar:
Desinfectar los vegetales, pártalos en forma diagonal para extraer el jugo de los mismos y agregar jugo de limón.

Jugo de naranja con guayaba

6   Naranjas
4   Guayabas
1   Cucharadita de polen (opcional)
         Miel de abeja (opcional)

Forma de preparar:
Extraer el jugo de las naranjas, desinfectar las guayabas y licuarlas con el jugo de naranja, colar el jugo, agregar la cucharada de polen y sirva.

Jugo de naranja con fresa

6   Naranjas
¼   Kilo de fresas
1   Cucharada de polen (opcional)
         Miel de abeja (al gusto)

Forma de preparar:
Extraer el jugo de las naranjas, desinfectar las fresas y licuarlas con el jugo, miel y polen.

Jugo de naranja con zarzamora

6   Naranjas
¼   De kilo de zarzamoras
       Miel de abeja (al gusto)
       Cucharada de polen (opcional

Forma de preparar:
Extraer el jugo de las naranjas, desinfectar las zarzamoras y licuarlas con el jugo, polen y miel.

Jugo de naranja con piña

6   Naranjas
1   Rebanada de piña
       Miel de abeja (al gusto)
1   Cucharada de polen (opcional)

Forma de preparar:
Extraer el jugo de las naranjas, partir la piña en trozos, licúe con el jugo, miel, polen y listo para tomar.

Jugo de mandarina con guayaba

10   Mandarinas

4	Guayabas
1	Cucharada de polen (opcional)
	Miel de abeja (al gusto)

Forma de preparar:

Extraer el jugo de las mandarinas y licuarlo con las guayabas, colar y agregar la miel y el polen (opcional).

Jugo de mandarina con fresas

10	Mandarinas
¼	Kilo de fresas
1	Cucharada de polen (opcional)
	Miel de abeja (al gusto)

Forma de preparar:

Extraer el jugo de las mandarinas y licuarlo con las fresas, colar y agregar miel, el polen y listo.

Jugo de mandarina con zarzamora

10	Mandarinas
¼	De kilo de zarzamoras
1	Cucharada de polen (opcional)
	Miel de abeja (al gusto)

Forma de preparar:

Extraer el jugo de las mandarinas, y licuarlo con las zarzamoras, colar y agregue miel al gusto.

Jugo de mandarina con piña

10   Mandarinas
1   Rebanada de piña
1   Cucharada de polen (opcional)
        Miel de abeja (al gusto)

Forma de preparar:
Extraer el jugo de las mandarinas, partir la piña en trozos y licuarlos con el jugo, miel, polen y listo para tomar.

Jugo de mandarina con zapote negro

        Mandarinas
        Zapote negro grande, o dos chicos (pulpa)

Forma de preparar:
Extraer el jugo de las mandarinas, y licuarlo con la pulpa del zapote, listo para tomar.

Helados, Nieves y Paletas

Forma de preparar las nieves:

Licúe las frutas frescas con poca agua y miel hasta obtener una crema espesa, vierta en un recipiente y coloque en el congelador, una vez congelado vuelva a licuar para que quede con una consistencia cremosa. Si lo desea, pique finamente fruta deshidratada o cerezas frescas para decorar la nieve a la hora de servir. Con este mismo procedimiento se pueden hacer una gran variedad de combinaciones para obtener diferentes sabores.

Helado de semillas de girasol

¼   Kilo de semillas de girasol germinadas
Kilo de plátano Tabasco
¼   Kilo de dátil deshuesado y remojado toda la noche
Miel de abeja si es necesaria
Agua(la necesaria) para una mezcla consistente
Chorrito de vainilla

Forma de preparar:
Licúe todos los ingredientes y ponga a congelar.

Helado de aguacate

4   Aguacates
          Miel de abeja al gusto
          Vainilla al gusto
          Cucharadas de algarrobo, o al gusto

Forma de preparar:
Mezcle todos los ingredientes en el procesador o licuadora y ponga a congelar.

Helado de almendra y chocolate

½   Kilo de almendras remojadas toda la noche
          Miel de abeja al gusto
          Vainilla al gusto
          Cucharadas de algarrobo o al gusto
          Agua al gusto

Forma de preparar:
Licuar las almendras en un litro de agua y colar, después licúe esta leche con los demás ingredientes y ponga a congelar.

Helado de nuez

½   Kilo de nuez remojada toda la noche
       Miel de abeja al gusto
       Vainilla al gusto
       Agua al gusto

Forma de preparar:
Mezcle todos los ingredientes en el procesador y ponga a congelar.

Helado de avellana y chocolate

½   Kilo de avellana remojada toda la noche
       Cucharadas de algarrobo o al gusto
       Miel de abeja la gusto
       Vainilla al gusto
1   Litro de agua o al gusto

Forma de preparar:
Mezcle todos los ingredientes en el procesador y ponga a congelar.

Helado de mamey

Mameyes
Miel de abeja al gusto
Vainilla al gusto (opcional)
Agua al gusto

Forma de preparar:
Mezcle todos los ingredientes y ponga a congelar.

Nieve de zapote

	Zapotes negros (la pulpa)
1	Litro de jugo de mandarina

Nieve de plátano y manzana

6	Manzanas (peladas y sin semillas)
4	Plátanos
1	Taza de duraznos deshidratados, finamente picados (para decorar)
	Miel de abeja (al gusto)
	Poca agua

Nieve de plátano y dátiles

6   Plátanos
2   Tazas de dátiles deshuesados y remojados
      Miel de abeja (al gusto)
      Agua al gusto

Nieve de mango

1   Kilo de mangos en rebanadas
1   Taza de cerezas frescas finamente picadas (para decorar)
      Miel de abeja (al gusto)
      Agua al gusto

Nieve de mamey y plátano

3   Mameyes
      Miel de abeja (al gusto)
      Agua al gusto

Nieve de guanábana

3   Guanábanas (la pulpa)
        Miel de abeja (al gusto)
        Agua al gusto

Nieve de zarzamora

        Kilo de zarzamoras
1   Taza de frutas deshidratadas
        Miel de abeja (al gusto)
        Agua al gusto

Nieve de fresa y plátano

1   Kilo de fresas
4   Plátanos
        Miel de abeja al gusto
        Agua al gusto
        Vainilla al gusto

Forma de preparar las paletas:
Licúe todos los ingredientes y congele en moldes para
paletas.

Paletas de zarzamora

1	Kilo de zarzamoras
1	Litro de agua
	Miel de abeja (al gusto)

Paletas de fresa

1	Kilo de fresas (desinfectadas)
1	Litro de agua
	Miel de abeja (al gusto)

Paletas de melón

1	Melón
1	Litro de agua
	Miel de abeja (al gusto)

Paletas de guayaba

1   Kilo de guayabas (desinfectadas)
1   litro de agua
     Miel de abeja (al gusto)

Paletas de mango

1   Kilo de mangos
1   Litro de agua
     Miel de abeja (al gusto)

Bibliografía

Libros de la Doctora Ann Wingmore:

BE YOUR OWN DOCTOR (Avery Publishing Group, Wayne, New Jersey)

THE WHEATGRASS BOOK (Avery)

RECIPIES FOR A LONGER LIFE (Avery Publishing Group, Wayne, New Jersey)

THE HIPOCRATES DIET AND HEALTH PROGRAM (Avery Publishing Group, Wayne, New Jersey)

Libros de Viktoras Kulvinskas:

SURVIVAL INTO THE 21ST CENTURY (21st Century Publications, P.O. Box 64, Woodstock Valley, CT 06282)

LOVE YOUR BODY, Live Food Recipies (21st Century Publications)

SPROUT FOR THE LOVE OF EVERY BODY (21ST Century Publications)

RAW VEGETABLE JUICES, Norman W. Walker (Jove Books, New York)
FIT FOR LIFE, Harvey and Marilyn Diamod (Warner Books, Inc, 666 Fifth Ave. New York, N.Y. 10103)

DIET FOR A NEW AMERICA, John Robins (H.J. Kramer Inc, P.O. Box 1082, Tiburon, CA. 94920)

LICK THE SUGAR HABIT, Nancy Appleton (Avery Publishing Group Inc., New York)

LA MEDICINA NATURAL AL ALCANCE DE TODOS, Manuel Lezaeta Acharán (Editorial Pax, México, Librería Carlos Césarman, S.A. Av. Cuauhtémoc 1430, Col. Santa Cruz Atoyac, 03310, México D.F.)

NOTA IMPORTANTE
PARA LOS LECTORES
Junio 2014

Estimados Lectores,

Recientemente alguien me introdujo a la dieta 80-10-10 del Dr. Graham. Tengo que expresar cómo me adhiero plenamente a esta dieta. Todo Tashirat ha hecho la transición con éxito a esta dieta y es la dieta que recomendamos, ya que, como el Dr. Graham afirma, creemos que es la dieta perfecta. Todos mis libros de nutrición se pueden utilizar como una transición a la dieta del Dr. Graham, que es una dieta pura para el Chakra 5 y 6. Entre más verdes y vegetales no-dulces consumes, más te acercas a una dieta del Chakra 5. Entre más frutos dulces consumes, más te acercas a una dieta del Chakra 6.

Todo el conocimiento de nutrición que hay en mis libros, por lo tanto, tiene que ser modificado, reduciendo el consumo de grasa para lograr un balance de 80-10-10, lo que significa que un mínimo del 80 % de tu consumo total de calorías proviene de los carbohidratos, un máximo del 10 % de las proteínas, y un máximo del 10% de la grasa. Esto es muy importante y era la pieza que faltaba para una dieta perfecta. Como crudi-veganos o partidarios de los alimentos crudos, hemos consumido erróneamente alimentos muy altos en grasa, tales como el aceite de oliva prensado en frío, nueces, semillas y aguacates.

Para darte una idea: si consumes aproximadamente 2000 calorías al día, no debes de consumir más de 100g de aguacate al día (una tercera parte de un aguacate mediano a grande), o el equivalente a 15 almendras o 1 cucharada de aceite de oliva. Si elevas tu consumo de calorías, entonces serás capaz de comer más grasa y más proteína. Lo importante es que el balance se aproxime al ideal de la dieta 80-10-10. Por ejemplo, puedes acumular estas cantidades, no comiendo nada de grasa durante tres días y luego comiendo un aguacate por la tarde con tu ensalada.

Hay un sitio web muy sencillo de usar - www.nutridiary.com - que calcula el porcentaje de tu ingesta calórica diaria. Realmente te aconsejo que encuentres a alguien capacitado que te enseñe lo básico, lo que te llevará no más de media hora de clase. Si no conoces a nadie para enseñarte, Tashirat puede enviarte un vídeo de introducción. Envíanos tu solicitud al correo electrónico a: tashiratmail@gmail.com

Si te resulta demasiado difícil hacer la transición a la dieta 80-10-10 por ti solo, podemos ayudarte con consultas en persona o por correo electrónico. Simplemente contáctanos y estaremos encantados de ayudarte. También ofrecemos cursos de nutrición, que incluyen clases de Yoga, Meditación y Chakras.

Para concluir, todo el mundo necesita leer el libro 80-10-10 del Dr. Graham. Es un libro extraordinariamente sencillo, claro e informativo. Ojalá lo hubiera encontrado hace 30 años, pero el libro salió en 2008 y alguien me lo recomendó recientemente. Estoy de acuerdo al 100 % con todo lo que el Dr. Graham explica de manera tan elocuente y concisa en su valioso libro. Uno no puede esperar tener salud emocional, mental, espiritual ni alcanzar la felicidad (balance), sin primero lograr la salud del cuerpo físico.

Por la Salud, el Amor y la Vida!
Con Amor,
Artimia

www.ingramcontent.com/pod-product-compliance
Lightning Source LLC
Chambersburg PA
CBHW020443290526
45785CB00002B/986